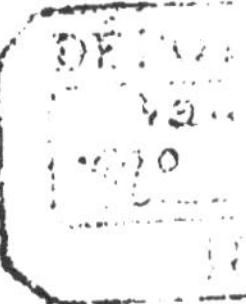

LES HOSPITALIERS DU PONT S. ESPRIT

A

S. PIERRE DE VASSOLS

ET

LE PRIEUR CORNILHAN

PAR

M. Louis Bruguier-Roure

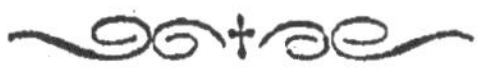

AVIGNON
AUBANEL FRÈRES, IMPRIMEURS
DE N. S. P. LE PAPE ET DE MONSEIGNEUR L'ARCHEVÊQUE
Place Saint Pierre

1884

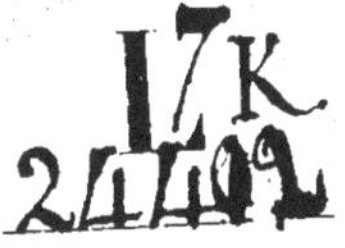

LES

HOSPITALIERS DU PONT S. ESPRIT

A

S. PIERRE DE VASSOLS

ET

LE PRIEUR CORNILHAN

PAR

M. LOUIS BRUGUIER-ROURE

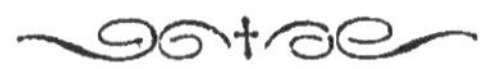

AVIGNON

AUBANEL FRÈRES, IMPRIMEURS

DE N. S. P. LE PAPE ET DE MONSEIGNEUR L'ARCHEVÊQUE

Place Saint Pierre

1884

LES

HOSPITALIERS DU PONT S. ESPRIT

A

S. PIERRE DE VASSOLS

ET

LE PRIEUR CORNILHAN

L'erreur historique, comme la médaille fausse que recouvre une belle patine, trompe la vigilance des auteurs les plus érudits. Quelqu'un vient-il à la suspecter, on limite généralement l'importance de sa découverte, de manière à laisser subsister quelque chose de l'ancien récit. Cela s'explique quand on a affaire avec un sujet aussi complexe que la question des Frères Pontifes. Longtemps les constructeurs de ponts du moyen-âge passèrent pour appartenir à un ordre religieux soumis à une même direction. De nouvelles recherches ayant démontré l'existence indépendante des plus importantes confréries de bâtisseurs de ponts, on a convenu de séparer celles-ci de leurs petites émules dont les annales ignorées permettent de conserver l'ancienne légende.

Au premier groupe appartiennent les constructeurs du Pont S. Esprit ; des textes précis et irrécusables définissent désormais leur vrai caractère (1). Un mot mal interprété, cependant, suf-

(1) Note sur les vrais constructeurs du pont S. Esprit, *Bruguier-Roure*, Congrès archéologique d'Angers, 1873.

firait pour faire dévier l'opinion nouvelle, la rendre suspecte à son tour et nous ramener peut-être au point de départ de la question. Cette expression fâcheuse se trouve dans l'histoire de S. Jean de Vassols, publiée dernièrement par M. l'abbé Constantin (1). On ne saurait la regretter quand le sens exact en aura été fixé ci-après avec quelques développements nécessaires.

*
* *

Les recteurs de l'Œuvre du Pont S. Esprit, dont les pouvoirs émanaient du prieur de S. Pierre et des habitants de Saint Saturnin du Port, ses vassaux, réunirent dans une confrérie locale les quêteurs bénévoles et les pieuses femmes vouées au service de leur gigantesque entreprise. L'*OEuvre* attira encore et retint sur les bords du Rhône, au Bourg S. Andéol et à saint Saturnin du Port, une foule d'ouvriers, carriers, charpentiers, terrassiers et maçons, les uns, envieux d'un gain considérable ou d'une notoriété capable de leur faciliter de nouvelles entreprises, les autres conduits par le seul appât des récompenses éternelles promises à leur charitable collaboration. Pour régir et utiliser tout ce monde, il importait de le soumettre au puissant moteur des œuvres du moyen-âge, à la loi religieuse. Le pont achevé, la pieuse confrérie, auxiliaire des recteurs, survécut avec eux ; se réduisant, se transformant sans doute, elle dut veiller désormais, avec le soin jaloux d'un auteur qui a conscience de l'utilité de son travail, à la conservation de ce monument que les rois de France prirent l'habitude d'appeler la clef du Languedoc. Les attributions des Frères blancs comprirent dès lors le service d'établissements hospitaliers fort étendus, créés au commencement du XIVe siècle, pour compléter l'OEuvre collective des Maison, Église, Pont et Hôpitaux du Saint-Esprit.

C'est ainsi, d'ailleurs, qu'on procédait au moyen-âge toutes les fois qu'il s'agit de faciliter le passage d'une rivière. Un asile était offert aux voyageurs, leur permettant de reposer, en toute sécurité et aussi longtemps qu'ils le voulaient, dans des hôpitaux ouverts également aux malades et aux infortunés du pays (2). Cette opinion est commune à tous les historiens ; mais ceux que la

(1) Carpentras, Tourette, 1884.

(2) Les constructeurs de ponts, au moyen-age, *Bruguier-Roure*, Bulletin monumental, 1875.

légende émeut et retient à des degrés différents, considèrent les modestes donats rassemblés des points extrêmes de la chrétienté à l'appel d'un évêque, d'un moine ou d'un simple fidèle, comme les membres d'un ordre religieux dirigé par un grand maître et des commandeurs vers tout pays où s'offrait un pont à construire ou un carrefour à purger d'infâmes malandrins. Chez ces auteurs l'expression a dépassé la pensée, ou bien ils ont été victimes d'une mystification comme naguère un membre de l'Académie française, M. Chasles. De tout temps, des faussaires ont fabriqué de belles et vieilles chartes : aujourd'hui pour drainer les écus d'un érudit ; autrefois, afin de satisfaire des pédants avides de titres nobiliaires, de survivance de charges ou de gros bénéfices ecclésiastiques.

Durant les XVIIe et XVIIIe siècles, plusieurs tentatives furent faites pour ériger en commanderie l'œuvre des Maison, Église, Pont et Hôpitaux du S. Esprit (1). Quelques-uns des postulants et de leurs protecteurs agissaient certainement de bonne foi. Ainsi les Augustins, en 1626 et 1650 (2) ; M. de Louvois, ministre, secrétaire d'État, en 1685 (3) ; M. de Vanuray, intendant de la marine, en 1696 (4). Moins sérieux et plus avide se montra Frère Michel de France de Vendeuil, commandeur de la commanderie d'Auray, « soy disant collateur ordinaire de la commanderie, préceptorie et maison conventuelle du Pont S. Esprit (5) » , qui donna l'investiture de ce bénéfice, en 1716, à Frère François Chambas, chanoine régulier de Saint-Augustin. Sachant que parmi les précédentes tentatives quelques-unes allèrent jusqu'au point de réussir, à force d'audace, le jeune diacre vou-

(1) *Archives* des Maison, Eglise, Pont et Hôpitaux du S. Esprit, chapitre, procès.

(2) Les prêtres de l'Oratoire, soutenus par G. d'Orléans, essayèrent à la même époque de se substituer aux Frères blancs alors appelés les Prêtres blancs.

(3) Par un édit de Septembre 1672, l'ordre du S. Esprit de Montpellier, avait été supprimé. Ses biens réunis à l'ordre de N.-D. de Mont Carmel et de S. Lazare de Jérusalem, MM. les commandeurs et chevaliers de cet ordre obtinrent du juge des conventions de Nîmes, délégué de la chambre royale, la signification aux consuls du S. Esprit, de l'édit de réunion.

(4) Le 31 décembre 1696, Messire Charles Hué, sous-vicaire général de la noblesse, milice et archi-hospitalité de l'ordre ancien militaire du S. Esprit, de Montpellier, prit possession de la commanderie dite du Pont S. Esprit, en qualité de procureur fondé de Messire Louis François Girardin, chevalier, seigneur de Vanuré, c[r] du roy en ses conseils, intendant général de la marine du levant, etc. Sur l'opposition que lui firent signifier les recteurs de l'*œuvre*, Vanuré renonça à la prétendue commanderie de l'hôpital du S. Esprit,

L'Ordre du S. Esprit, de Montpellier, remontait au XIIe siècle. Guy, son fondateur, appelé à Rome par le Pape, y fonda l'hôpital du S. Esprit, dit de Saxe, dont les démêlés avec l'œuvre des Maison, Eglise, Pont et Hôpitaux du S. Esprit furent réglés en 1448, par le concile de Bâle.

(5) Arch. de l'*Œuvre*, chap. procès.

lut prendre possession de sa riche prébende. Malheureusement pour ses prétentions, à l'exemple de la pléiade de leurs dévots devanciers, les recteurs veillaient sur les intérêts de l'*OEuvre*. Les sieurs de Plantat, Valérian, de Gors et Bruguier firent opposition pardevant le grand conseil du roi, qui les débarrassa de ce fâcheux, après deux ans d'instances, sur les conclusions du conseiller rapporteur, M. de Vize (1). Les documents invoqués par le prétendu commendataire : un acte de collation, de l'année 1279 ; un procès-verbal, de 1288, qui parle également de la maison du Pont S. Esprit ; deux extraits des chapitres généraux de 1308 et de 1312 ; une bulle de Grégoire XI et une autre d'Urbain VIII, sont des actes apocryphes, interpollés ou surpris. Le parlement de Toulouse en avait jugé ainsi, en 1650, alors qu'un nommé Aubry, se disant archi-hospitalier de l'église universelle et générale, surintendant des hôpitaux de France, etc, prétendit conférer l'hôpital du Pont S. Esprit à un clerc tonsuré, M. de Forest (2). Procureurs et avocats, pendant près de cent ans, avaient développé des récits mensongers dans de volumineux grimoires dont on retrouve encore des exemplaires ; plus d'un historien les lut et les commenta, sans doute, avant d'écrire. On fit ainsi à l'endroit de procès semblables soulevés sur tous les points de France et de l'étranger, contre des institutions séculières et locales attaquées dans leur existence par les prétendus héritiers d'ordres disparus, quand ils n'étaient pas imaginaires. De ces prétentions fondées sur des documents interpollés ou apocryphes que le langage parlementaire de nos aïeux nommait « de simples extraits collationnés sur d'autres extraits » et de données vraiment historiques émanant de titres bien authentiques, sortit cette conception digne d'une époque égoïste comme la nôtre, qui substitue à l'initiative des populations chrétiennes du moyen-âge, l'action bien moins hardie d'un ordre religieux. Semblable au Juif errant, il passe tour à tour du Nord au Midi, de l'Orient à l'Occident, sans qu'il soit fait mémoire de lui nulle part ; au contraire, les monuments désignés comme ses œuvres les plus considérables, de précieuses archives (3), patiemment remuées, permettent de les attribuer à diverses confréries, n'ayant pas d'attache entre elles, mais répondant, presque simultanément, à un impérieux besoin de leur époque.

(1) Ibid.

(2) De Forest de Carlinquas s'intitula pompeusement Grand Maître des Hôpitaux du S. Esprit.

(3) Celles des *OEuvres* des Ponts d'Avignon, de Lyon et du S. Esprit.

*
* *

Cependant, nous dirait-on peut-être, après avoir lu l'histoire de S. Jean de Vassols, votre système croule par la base ; les constructeurs du Pont de S. Saturnin établirent, eux-mêmes, une succursale de leur maison hospitalière, réputée locale, sur les derniers contreforts des Alpes. Les échos du Ventoux répètent encore cette dénomination bien caractéristique : « les religieux hospitaliers du Pont S. Esprit. » Ces moines policiers des voyageurs vivaient dans la gorge de S. Jean de Vassols, à l'extrémité méridionale du coteau de Puy-Chabaud; le soc de la charrue y remue chaque année les substructions de leur importante auberge détruite par Roger de Beaufort, quand cet aristocratique bandit vint, à la barbe des lansquenets de Sa Sainteté, faire boire ses cavales sur les bords accidentés du Mède. Un pont jeté sur la rivière, non loin de l'hôtellerie démembrée, montre suffisamment la mission protectrice remplie par les Frères Pontifes de S. Saturnin du Port dans les défilés que parcourt l'un des plus vieux chemins de la contrée.

Cette légende, simple hypothèse de ma part, l'historien de S. Pierre de Vassols aurait pu la trouver dans des locutions populaires et des ruines éparses, çà et là, dans le frais et agreste vallon de S. Jean, à proximité du Pont de Crillon (1). Mais non, M. l'abbé Constantin, en historien soucieux de la vérité, s'est plu à conserver le souvenir des unes et des autres, sans expliquer davantage cette appellation énigmatique : « les hospitaliers du Pont S. Esprit. » Interrogé sur l'étymologie de ces mots, postérieurement à la publication de son opuscule, l'auteur me rappela que Denoves avait vu dans ces *hospitaliers* les chevaliers de l'ordre du Temple.

Des Templiers à S. Saturnin du Port ? La supposition n'est pas nouvelle. Aussi, naguère, n'osais-je la repousser, dans un article sur la maison dite des Chevaliers. (2) Assurément on doit admettre la résidence des Piolenc dans cette demeure qui rappelle une disposition et des aménagements princiers; mais avant les Seigneurs de S. Julien, ce serait bien loin de nous, au XIIe siècle, les Templiers tinrent là peut-être, ou autre part dans la ville de S. Saturnin du Port, une des nombreuses hôtelleries

(1) Ce pont moderne n'est sans doute pas le premier construit en cet endroit.
(2) *Plafonds peints du XVIe siècle*, Bulletin monumental, 1873.

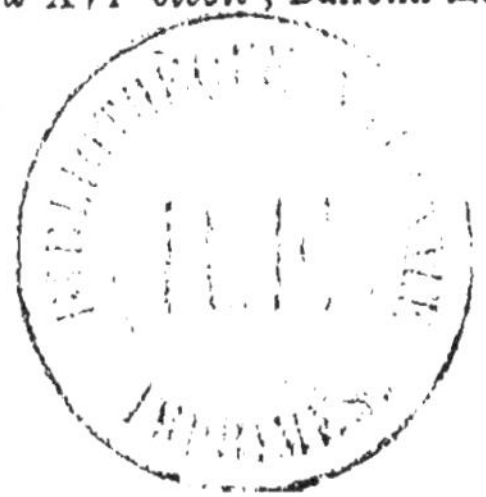

destinées à recevoir les membres de leur ordre, en déplacement sur les grands chemins de France à Jérusalem. C'est sans doute ce qu'établissait quelqu'un des nombreux documents invoqués par les prétendants à la commanderie du Pont S. Esprit, mais en l'absence de sources plus satisfaisantes, il faut écarter cette supposition (1). D'ailleurs, de la présence des Templiers au Pont S. Esprit ne ressortirait pas leur établissement dans les environs de Carpentras, sous un autre nom que celui qu'ils portaient partout. On devra chercher les Hospitaliers du Pont St Esprit dans un Ordre plus pacifique, si, comme l'indique l'intéressante et poétique histoire de St Pierre de Vassols, nos religieux étaient ceux-là mêmes qui résidaient à Sarrians et à Crillon.

***

Les évêques firent la France de Clovis et de Charlemagne ; on doit penser qu'ils s'associèrent de nombreux collaborateurs. Parmi ces derniers apparaissent au premiers rang, les Bénédictins, dont les monastères couvrirent le pays dès la fin du Xe siècle (2).

A peine Géraud d'Uzès avait-il installé ces moines colonisateurs dans sa demeure patrimoniale de S. Saturnin (3), de nouvelles donations augmentèrent leurs domaines, égalant bientôt ce simple pricuré aux plus vieilles abbayes. Des visiteurs illustres s'y rencontraient auprès des abbés de Cluni, qui venaient fréquemment au bord du Rhône, se reposer de pénibles tournées dans les Alpes ou les Cévennes. Ces illustres prélats, la plupart rangés par l'Eglise au nombre des Saints, semblaient regarder comme leur domaine particulier :

(1) Malgré le silence gardé par nos dépôts d'archives, en l'absence même de ruines attribuées facilement par le vulgaire aux Templiers, on pourrait encore supposer que ces religieux eurent des possessions territoriales dans la campagne de S. Saturnin du Port; ils avaient des terres non loin de là, dans le Comtat, et plus près encore dans le Vivarais, à S. Marcel d'Ardèche, jusque sur la rivière. La légendaire dame Vierne, qui n'est plus pour moi un mythe comme à l'époque où je publiais la *Chartreuse de Valbonne*, mais en réalité la femme de Guillaume de Naves (*arch. de S. Marcel*), se dessaisit de sa bastide de Baladun, en 1242, au profit de Bertrand de Montaigu, précepteur de la maison hospitalière de S. Jean d'Artignan; (d'où est venu le nom de Trignan donné à un hameau de S. Marcel.)

(2) On comptait alors en Europe, ou en Orient, près de 2,000 maisons bénédictines.

(3) S. SATURNIN DU PORT, aujourd'hui Pont S. Esprit. Voyez Hist. du Languedoc, preuve LXXIV, p. 87.

Cette ville si bien notable,
Assise en lieu délectable,
D'îles et eaux bien prochaine
Et d'abondance de fruits pleine (1).

C'est dans le cloître de S. Saturnin que S. Mayeul reçut de Guillaume Ier, l'invitation d'accourir à Avignon où ce prince se mourait. Suivant le désir exprimé par le souverain provençal, on l'ensevelit dans le monastère clunicien de Sarrians, fondé par lui (2).

Ce couvent et son territoire, d'une étendue considérable, furent d'abord administrés par un doyen, sous l'autorité du prieur de S. Saturnin. A ce dernier appartinrent exclusivement le domaine noble et ses privilèges, quand vint l'heure du partage des bénéfices entre les religieux du monastère de S. Pierre. Le Seigneur Prieur garda, dès lors, dans sa manse le prieuré fondé par Guillaume de Provence, ajoutant à ses titres honorifiques déjà nombreux celui de baron de Sarrians (3).

Crillon (4), uni à S. Jean de Vassols (5), à cause du peu d'importance des deux bénéfices, dépendait également des Bénédictins de S. Saturnin qui desservaient dans le diocèse actuel d'Avignon : Caderousse (6), Saint Pierre de Sénos (7), Visan (8) et Saint Torcat (9). Ces paroisses généralement

(1) Remembrance et épitaphe de Géraud, dans le mém. hist. du Prieuré de S. Pierre, partie publiée dans la Gazette de Nîmes. Octobre 1875.

(2) Hist. du Languedoc.

(3) Mém. hist. du prieuré et du monastère de S. Pierre, *par Dom Pinière de Clavin*, manuscrit, 1781. — Notice sur Sarrians, par M. l'abbé Bruyère.

(4) Commune de l'arr. de Carpentras.

(5) Chapelle fort ancienne, aujourd'hui détruite, sur le territoire de S. Pierre de Vassols, commune de l'arr. de Carpentras.

(6) Commune de l'arr. d'Orange. Le prieuré de saint Raphaël était uni à l'office d'infirmier du monastère de S. Pierre, en 1536; plus tard, il passa au collége d'Annecy, d'Avignon.

(7) Aujourd'hui annexe de la paroisse de Bollène. Le vocable de S. Pierre indique ici, comme en bien d'autres endroits, une origine cluniciène. On ignore, cependant, la date de la fondation, ou de l'union de ce prieuré au monastère de S. Saturnin. Il est permis de supposer que l'église de S. Pierre de Sénos (Senomagus) fut construite sur le domaine cédé à Pierre de Vermeils, prieur de S. Saturnin, en 1212, par l'aïeule des Cornilhan, dont il sera question plus loin. S. Pierre de Sénos était compris dans la manse du Seigneur Prieur, en 1543. Les bénédictins de S. Saturnin possédaient également, à Bollène, le tènement de Gourdon, dont la dîme leur fut reconnue dès 1310, par Bertrand des Baux, prieur de S. Martin.

(8) Au XIIe siècle, Visan, placé sous la haute suzeraineté des Dauphins de Viennois, avait plusieurs seigneurs, notamment l'évêque de S. Paul-3-Châteaux, et les moines de S. Saturnin. L'un d'eux, Bertrand de la Bâtie, rapporte M. Courtet, transigea avec l'évêque Laurent au sujet des dîmes du Bourg. Plus tard, ils soutinrent ensemble, et contre les habitants de Visan, un différent réglé par des arbitres qui leur accordèrent la XIXe partie des grains, fruits et légumes.

(9) Dom Jean de Moriès, ayant reçu le capital d'une pension que faisaient les

créées par eux, étaient le plus souvent des terres nobles où ils percevaient la dîme et rendaient la justice comme ils le faisaient en d'autres lieux appartenant alors au Dauphiné et au Languedoc et maintenant réunis aux diocèses de Valence (1), de Viviers (2) et de Nimes (3).

Les archives du prieuré de St Pierre, avant de disparaître dans la tourmente révolutionnaire du siècle dernier, fournirent à Dom Pinières de Clavin (4), une notice sommaire, mais décisive, touchant la question que nous traitons. « St Jean de Vassols, lisons-nous dans le *Mémoire historique du Prieuré*, était un petit monastère dépendant de l'abbaye de Cluni, où il n'y avait qu'un seul religieux en **1154**, et auquel cette même année un certain chevalier nommé Reunier, Bertransius et leur mère, donnèrent ainsi qu'à Hugues, abbé de Cluni, les chapelles de S. Romain et de S. Vincent avec leurs appartenances et la dîme de la paroisse. Dom François de Crest, prieur de ce monastère de S. Jean de Vassols, le donna en ferme, en **1417**, ainsi que Crillon et Mormoiron, ses annexes. Mais en 1447, dom Jean de Moriès, *hotelier du prieuré de S. Saturnin*, obtint du Pape, du consentement de l'abbé de Cluni, *l'union de S. Jean de Vassols et de toutes ses appartenances à son office d'hôtelier...»*

Telle est l'origine fort simple des mots « hôtellerie » et « hospitaliers du Pont Saint Esprit » dont le laconisme eût fait rêver de batailles héroïques entre des moines soldats et les malandrins acharnés à détrousser les voyageurs aux abords du pont de Crillon. Au lieu de rencontrer des scènes émouvantes, l'historien se heurte à l'acte le plus ordinaire de la vie d'un riche propriétaire foncier. Le cénobite bénédictin, pourvu du bénéfice de

habitants du Pont S. Esprit aux moines de S. Pierre, pour la dépouille des morts, *acheta de cet argent la seigneurie de S. Torcat, en 1450.*

(1) Ancône, près Montélimar, Montbrison, Rousset, Tulette et Colonzelles, dont le nom Colonicis et le rang de doyenné indiquent un bénéfice considérable.

(2) Ruoms, Vogué, Rosières et Meyras, arr. de Largentières.

(3) Chusclan, Vénéjan, S. Etienne des Sorts, Connaux et Gajan, S. Jean et Pierre de Toudouse (Laudun), Castillon, arr. d'Uzès ; Servas, Méjanes, Potelières, Ribaute, arr. d'Alais. Outre ces prieurés, le monastère possédait d'autres domaines considérables dont les titres furent détruits à la Révolution. Des minutes, des copies ou des sommaires sont restés, sans doute, dans les pays d'origine ; je serais reconnaissant aux personnes qui liraient ces lignes de me communiquer tous les renseignements dont elles disposent. Si insignifiants qu'ils paraissent, ils pourront aider à l'achèvement des annales du monastère de S. Pierre, formant avec celles de la paroisse de S. Saturnin et de l'OEuvre des Maison, Eglise, Pont et Hôpitaux du S. Esprit les chronique et cartulaire de la Viguerie royale de S. Saturnin du Port, annoncés ailleurs.

(4) MÉM. HIST. déjà cité.

S. Jean de Vassols (1), use des tempéraments apportés dans la règle de son ordre par le système féodal ; il se construit une demeure particulière en dehors des bâtiments communs du petit monastère où résidaient deux ou trois de ses confrères (2) ; ce mânoir fut l'hotellerie du Saint Esprit. Du mot *hospitalerius*, dénomination latine de son office dans le prieuré de S. Saturnin du Port, était venu la locution populaire de « religieux hospitaliers du Pont S. Esprit. »

Elle est fort juste puisqu'elle enveloppe dans une muette chronologie tous les modestes et vénérables successeurs de Jean de Moriès (3), qui gardèrent en leurs mains, jusqu'à la sécularisation de l'Ordre de Cluni, et l'office d'hôtelier de Saint Saturnin et le titre de prieur de Saint Jean de Vassols.

*
* *

Du récit de Pinières de Clavin semble ressortir que le prieuré de S. Jean de Vassols relevait directement de Cluni, précédemment au XVe siècle. Cette opinion prévaudrait si on avait l'assurance que Pierre Giraldi, cardinal d'Avignon, titulaire du prieuré, en 1410 (4), ne le tenait pas des droits du monastère de S. Saturnin du Port, où la commende s'était introduite, à la suite du cardinal de Turreys (5), dès la fin du siècle précédent. Assurément Pierre Giraldi ne compta jamais parmi les prieurs du Pont St Esprit, mais d'autres offices dans ce monastère tombèrent en commende et peut être l'Eminence fut-elle pourvue de l'un de ces bénéfices. Ainsi plus tard, en 1539, Charles Chante-

(1) On a vu plus haut que le territoire de S. Jean appartient maintenant à la commune de S. Pierre de Vassols. Là, également, il y avait un prieuré bénédictin, dépendant de l'abbaye de Montmajour, en vertu de la donation faite par Laugérius et sa femme Valburge ; confirmée, en 880, par Ayrard, évêque de Carpentras. Le prieuré de S. Pierre de Vassols, d'après M. l'abbé Constantin, fut cédé, durant le XVIe siècle, aux « moines hospitaliers du Pont S. Esprit. «

(2) L'Histoire de S. Pierre de Vassols parle de trois religieux ; jusqu'ici, je n'en comptais que deux, le prieur et le sacristain.

(3) Voici les noms de quelques-uns d'entre eux : dom Louis de Rochemaure, en 1496 ; dom Etienne de Bégua, en 1564 ; dom Marcel Corneloup, en 1596 ; dom André de Flandria, en 1627 ; dom Louis Durand. Par la mort de ce dernier, le 4 mars 1777, l'office d'hôtelier de S. Pierre demeura supprimé, en vertu des lettres patentes du 14 août 1772, sur la sécularisation de l'ordre de Cluni.

(4) Hist. de S. Pierre de Vassols. p. 11.

(5) Mémoire ou histoire du Pont S. Esprit, *manuscrit*, dom Lanteaume, 1730.

messe, occupait la sacristie (1) du couvent de S. Pierre et l'évêché de Chartres. Plus scrupuleux que certains bénéficiers de son temps, ce prélat venait assez souvent au Pont St Esprit; s'attachant alors à l'exercice des devoirs de sa charge, il y a laissé des traces de son séjour.

La terre de S. Jean de Vassols, à mon avis, dépendait de S. Saturnin du Port dès le milieu du XIIIe siècle. A cette époque, le prieur du petit monastère comtadin portait un nom revendiqué à bon droit par le monastère de S. Pierre, car, si les religieux d'autrefois appartenaient à la maison témoin de leur profession, aucun n'eût fourni un acte de notoriété plus explicite que celui de Cornilhan.

Descendant d'une famille originaire d'Armagnac, transplantée ensuite en Dauphiné, à la Baume, *Castrum Balmæ* (2), Cornilhan perdit, de bonne heure, son père Pons C. et sa mère dont on ignore le nom. Son aïeule, Florie de Donzère (3), craignant que la mort ou les infirmités ne l'empêchassent de veiller sur cet enfant et sur son frère Gaufride de Montaigu, redoutant pour eux peut-être les attaques ou les embûches de voisins jaloux, ou bien encore encouragée par le penchant à la piété dont témoignaient les jeunes orphelins, résolut de les consacrer à la vie religieuse. Avec l'assentiment de leur tuteur, la vertueuse douairière les conduisit au monastère bénédictin de S. Marcel (4). Là, et au pied de l'autel de N.-D. de Sauzet, en présence de nombreux témoins, venus, la plupart, de S. Saturnin du Port, avec le prieur Pierre de Vermeils, elle déclara donner ses petits enfants à Dieu et à S. Pierre de Cluni. Cette donation de personnes, assez fréquente au moyen-âge (5), comportait une dotation en rapport avec la fortune des réci-

(1) Le sacristain dont l'office était l'un des plus importants du monastère de S. Pierre, possédait fort anciennement dans la ville du S. Esprit, une maison appelée *la sacristie*. Charles Chantemesse, déjà sacristain, en 1521, l'avait cédée au prieur Jean d'Ancezune par la transaction qui attacha à son office claustral le prieuré de S. Emétery de Chusclan. Le seigneur Prieur reçut également, en échange, tous les droits du sacristain tant au S. Esprit qu'à S. André de Montdragon.

(2) *Bon de Coston. Etymologies des noms de lieux de la Drôme.*

(3) Dans le texte on lit seulement *Florie*, mais voyez à la note ci-dessous.

(4) Ce prieuré avait pour annexes, d'après des renseignements dus à l'obligeance de M. Lacroix, archiviste de la Drôme, Autichamps, Espeluche, Plan de Baix, Puygiron et Aups.

(5) De Préaux, raconte, je l'ai rappelé ailleurs, que Godefroy de Louvain en vue du soulagement de son âme et de celle de ses parents, donna sa femme et ses enfants, pour servir *à perpétuité* dans l'abbaye et dans l'église de S. Pierre d'Affingen. Assurément il valait encore mieux s'entendre donner à Dieu qu'au diable, comme le racontaient déjà de nombreuses légendes qui pâliront bientôt devant celle de *Nerto*.

piendaires. Ici, et en faveur du monastère de S. Saturnin, Florie se dépouilla de tous les droits, domaines et possessions qu'elle tenait, en alleu, dans les châteaux et territoires de Montaigu (1), Donzère (2) et Bollène (3). Pierre de Vermeils, de son côté, avec l'assentiment de ses religieux, dont le doyen Rieubald l'assistait dans cette cérémonie étonnante pour notre époque, ainsi que Pons, prieur de S. Marcel, admit Gaufride de Montaigu et Cornilhan, au nombre des frères et moines du prieuré de S. Saturnin, promettant de leur faire une part dans les biens spirituels et temporels du monastère (4). Les fils de Pons Cornilhan persévérèrent dans cette précoce vocation. Cinquante trois ans après leur consécration sur l'autel de N.-D. de Sauzet, ils asssistaient, à leur tour, le prieur Jean de Thyanges, dans la pose de la première pierre du Pont S. Esprit.

Gaufride de Montaigu, titulaire d'un prieuré rural dit de S. André, sur le territoire de Montdragon, résidait alors à S. Saturnin. Quand à Cornilhan (5), également retiré dans le cloître

(1) Montaigu ou Carsan, *C^ne du C^on du Pont S. Esprit.* Le transfert de ce domaine eut lieu, peu de temps après, par l'entremise du bailli de Florie et tuteur de ses petites fils, Girard de Piolenc, dont le prénom rappelle les seigneurs majeurs de Montaigu, les Girard ou Géraud. Ceux-ci étaient les parents de Florie ; tandis que Guillaumette de Donzère (sa sœur sans doute), cédait aux chartreux de Valbonne le domaine qu'elle possédait sur le territoire de Carsan, à côté de celui donné à Pierre de Vermeils, Bertrand de Carsan possédait, d'après des renseignements que m'a communiqués M. de Faucher, le fief de Bauzon, d'où dépendait Gourdon, la terre donnée également par Florie au monastère de S. Saturnin.

(2) Donzère, arr. de Montélimar. Les évêques de Viviers avaient la plus grande part de la seigneurie. Venait ensuite la famille de Donzère, de qui Florie tenait semble-t-il, tous les biens qu'elle abandonne : « trado, concedo, et laudo....quidquid habeo vel habere debeo.... in castro de Montecaculo et toto ipsius pertinemento....in Castro de Abeluna et toto ipsius pertinemento, et in castro de Dozera et in toto ipsius pertinemento, excepto feudo Petri Rotbaldi et Imberti Cerlini et ut plenius et firmius comprehendam universaliter *quidquid habeo, vel aliquis habere per me* a castro *de Dozera*, inferius ubicumque sit et hoc totum est allodium. » A la même époque que Florie, vivaient Guillaume de Donzère, seigneur de Pierrelatte (1211), et Bertrand de Donzère, également cités par M. Lacroix.

(3) Dans le texte de la donation, on lit *Abeluna* pour *Abolena.*

(4) On voit ici l'origine des bénéfices ecclésiastiques alors appelés *obédiences.* Les pourvus étaient nommés *obédientaires.* Dom P. de Clavin qui ne connaissait pas le texte de la donation de Florie, ou n'avait pas remarqué le passage que nous traduisons ici, cite comme la plus ancienne preuve des bénéfices distribués aux religieux du monastère de S. Saturnin, dès le XIIIe siècle, l'acte de nouvel achat d'une terre située dans la dîmerie de S. Pierre de Lenane (?), annexe du prieuré de Connaux, et confrontant *une terre du camérier* (Septembre 1260).

(5) Le procès-verbal de la pose de la première pierre du Pont S. Esprit (hist. du Languedoc) mentionne un autre CORNILHAN (*Cornilhanus minor)*, sans doute un neveu des précédents. — Pierre CORNILHAN, doyen de Colonzelles, dépendance de S. Saturnin du Port, défendit, en 1276, les droits de son monastère contre les empiètements de Guillaume Adhémar, dit le Gros, seigneur de Grignan. Pierre C. avait succédé, dans l'administration de Colonzelles, à Rican Corni, autre témoin de la cérémonie de Septembre 1265.

de S. Pierre, avec la pensée peut-être de se rapprocher de son frère aîné, il avait eu pour sa part, dans les biens temporels du monastère, le petit prieuré de S. Jean de Vassols. En 1253, alors que Alphonse de Poitiers faisait dresser le terrier des anciens comtes de S. Gilles, on le voit se rendre à Carpentras pour y reconnaître le Comte de Toulouse comme son suzerain et celui de la villa de S. Jean de Vassols. Invité à définir les droits de ce seigneur sur les possessions de son petit monastère, Cornilhan déclare qu'il lui doit aide et secours, ainsi que le logement de ses cavaliers en temps de guerre. Pour l'hommage qu'on lui demande, il ignore si le prieur de S. Jean est tenu de le prêter; dans le doute, il s'abstient (1).

⁂

Moins pénible est l'hommage qu'amène parfois une chevauchée dans le domaine de l'histoire. Il cède véritablement à la reconnaissance.

Ainsi je ne quitterai pas les bords pittoresques du Mède sans remercier M. l'abbé Constantin des heures agréables passées dans un tête-à-tête avec son intéressante brochure. L'empressement qu'il mit à rappeler les traditions les plus défigurées de ce coin de terre, gardien du nom de Vassols, ravive ici « les Hospitaliers du Pont S. Esprit » et nous permet, en outre, de débarrasser l'histoire des Frères Pontifes, d'une nouvelle erreur qui la menaçait. Grâce à l'histoire de S. Pierre de Vassols, monographie pleine de faits et de sages observations, on a retrouvé l'apologue de la donation faite par Floric de Donzère au monastère de S. Saturnin du Port.

M. Lacroix a bien voulu me signaler à Die, en 1194, Pierre Cornilhan; en 1288, Rostaing de Cornilhan; à Puy S. Martin, vers 1315, Albert de Cornilhan.

Les auteurs Dauphinois font sortir de la famille Cornilhan, Pierre, Grand Maitre de Malte, en 1354. M. Barrès, conservateur de la bibliothèque de Carpentras, m'a signalé également Girard de Corneilhan, recteur du comté Venaissin, en 1516, et ensuite gouverneur d'Avignon. Ce dernier, assure Cottier, était simple religieux de l'abbaye de S. Tibery, au diocèse d'Agde, quand il fut chargé de régir le Comtat. Les Cornilhan tombèrent en quenouille dans une branche de la famille d'Urre.

(1) Le livre rouge des Comtes de Toulouse, manuscrit de la bibliothèque de Carpentras, N° 534, folio 33.

Avignon. — Aubanel fr., Imp. de Sa Sainteté et de Mgr l'Archevêque.

www.ingramcontent.com/pod-product-compliance
Ingram Content Group UK Ltd.
Pitfield, Milton Keynes, MK11 3LW, UK
UKHW022156260726
13993UKWH00005B/2417

9 782019 949143